Dr Maurice LE FOLL
ANCIEN INTERNE LAURÉAT
DE L'ÉCOLE DE MÉDECINE DE RENNES
MÉDAILLE D'ARGENT
MÉDAILLE DE BRONZE
ANCIEN EXTERNE
DES HÔPITAUX DE PARIS

QUELQUES CONSIDÉRATIONS HYGIÉNIQUES

AU SUJET D'UNE

ÉPIDÉMIE DE SCARLATINE

OBSERVÉE EN BRETAGNE

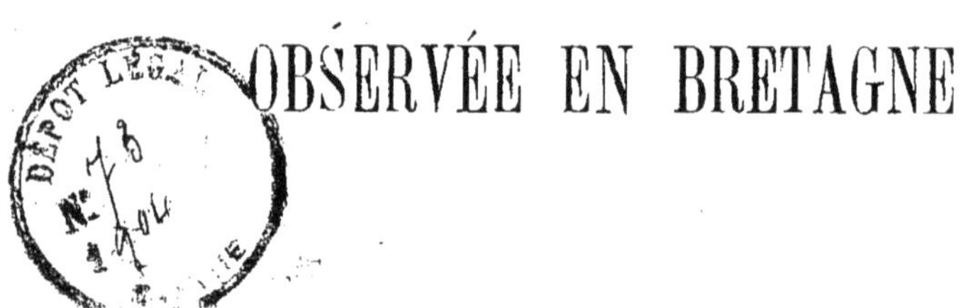

PARIS
Jules ROUSSET
1, rue Casimir-Delavigne
et 12, rue Monsieur-le-Prince
(anciennement 36, rue Serpente)

1904

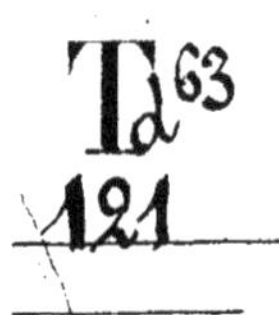

Dr Maurice LE FOLL
ANCIEN INTERNE LAURÉAT
DE L'ÉCOLE DE MÉDECINE DE RENNES
MÉDAILLE D'ARGENT
MÉDAILLE DE BRONZE
ANCIEN EXTERNE
DES HÔPITAUX DE PARIS

QUELQUES CONSIDÉRATIONS HYGIÉNIQUES

AU SUJET D'UNE

ÉPIDÉMIE DE SCARLATINE

OBSERVÉE EN BRETAGNE

PARIS
Jules ROUSSET
1, RUE CASIMIR-DELAVIGNE
ET 12, RUE MONSIEUR-LE-PRINCE
(anciennement 36, rue Serpente)

1904

A MON PÈRE ET PREMIER MAITRE

LE DOCTEUR LE FOLL

EN TÉMOIGNAGE DE MA PROFONDE RECONNAISSANCE

A MA MÈRE

A MON ONCLE LOUIS LE FOLL

A MES PARENTS

A MES AMIS

A MON PRÉSIDENT DE THÈSE

MONSIEUR LE PROFESSEUR CORNIL

PROFESSEUR A LA FACULTÉ DE MÉDECINE

MEMBRE DE L'ACADÉMIE DE MÉDECINE

OFFICIER DE LA LÉGION D'HONNEUR

AVANT-PROPOS

A la fin de nos études, nous considérons comme un devoir de remercier tous les maîtres bienveillants qui ont contribué à notre instruction médicale.

L'école de médecine de Rennes, dont nous avons été l'élève pendant les trois premières années de nos études médicales, nous a laissé les meilleurs souvenirs.

M. le Dr Le Moniet, professeur de clinique chirurgicale, pendant l'année que nous avons passée dans son service, en qualité d'externe, a su nous habituer à une rigoureuse propreté chirurgicale dont nous ne saurions plus nous départir. Ses leçons, d'une extrême clarté, ont gravé dans notre mémoire d'inoubliables tableaux cliniques. Nous le remercions des grands services qu'il nous a rendus et l'assurons d'une profonde reconnaissance.

M. Le Dr Lefeuvre, professeur de physiologie, dont nous avons été le préparateur pendant deux ans, avait su, par l'attrait de ses causeries scientifiques, nous faire aimer l'étude de la physiologie. C'est avec plaisir que nous nous rappelons les heures passées dans son laboratoire, et il nous est bien doux aujourd'hui de l'assurer de notre profonde gratitude.

M. le Dr Bodin, professeur de bactériologie et d'anatomie pathologique, nous a reçu dans son service de l'Hôtel-Dieu, en qualité d'interne. Travailleur infatigable, il nous stimulait sans cesse. D'une riche culture scientifique il sut faire passer en nous un peu de son savoir. Nous lui offrons ce modeste témoignage de reconnaissance.

Nous avons à remercier également nos maîtres :

MM. les Professeurs :

F. Bertheux ; Perrin de La Touche, directeur ; Perret, Dayot, Lhuissier, Blin, Follet, Le Damany, Millardet, Castex, Perrier.

A Paris, où nous avons passé les deux dernières années de nos études, nous avons été externe dans le service de M. le Dr Renault, médecin des hôpitaux, dont les bienveillants conseils nous seront très utiles.

M. le Dr Legry, professeur agrégé, dont nous étions encore hier l'externe, dans ses causeries au lit du malade, nous a permis de compléter quelques points délicats de la clinique.

Que ces maîtres reçoivent nos remerciements.

M. le Pr Cornil nous a fait le plus grand honneur, en acceptant la présidence de cette thèse. Nous lui adressons l'hommage de notre profonde reconnaissance.

INTRODUCTION

Actuellement, la prophylaxie des maladies contagieuses est devenue la principale préoccupation du médecin. La loi sanitaire de 1902 oblige le maire de toute commune française, à ordonner des mesures prophylactiques. Des commissions sanitaires ont été créées, ayant pour tâche d'étudier, à côté d'autres questions, les moyens propres à combattre les épidémies. Tout est pour le mieux, semble-t-il, et la santé publique paraît bien à l'abri de toute surprise grave. Cette apparente perfection n'est que théorique. Dans la pratique, surgissent les plus grandes difficultés et elles sont telles que nous craignons de voir, tout au moins dans les campagnes, ces efforts rester vains.

Avant 1902, beaucoup de villes avaient un service sanitaire, fonctionnant d'une manière suffisante, et la nouvelle loi y sera appliquée. Dans les campagnes, ce service est à organiser et à l'aide de quels moyens! Jusqu'à ce jour, quand une maladie contagieuse envahissait une région des campagnes, les prescriptions sanitaires, qui étaient ordonnées, émanaient du comité consultatif d'hygiène publique de France. Ces prescriptions, parfaitement applicables dans les villes, ne l'étaient presque jamais dans les campagnes ; et elles n'étaient pas suivies. La loi de 1902, en obligeant les maires à ordonner des mesures prophylactiques, ne leur permet plus d'alléguer que ces mesures ne sont pas applicables. Il faut aujourd'hui des prescriptions sanitaires efficaces et bien faites pour chaque région; mais où les trouver?

L'observation des épidémies, seule, a permis d'établir les moyens propres à les éviter et à enrayer leur marche. Les épidémies des villes presque uniquement ont été publiées, et leur étude a servi de base à l'établissement d'une prophylaxie classique, pour ainsi dire, urbaine. Les médecins de campagne ont peu relaté les épidémies qu'ils ont pu observer, en présentant les moyens propres à les combattre dans les milieux et les régions, où ils exerçaient. Voilà pourquoi, aujourd'hui, médecins de campagne et maires des petites communes, bien désireux d'appliquer la nouvelle loi sanitaire, font une prophylaxie dérisoire, destinée uniquement à calmer les esprits et dépourvue de toute efficacité.

Parmi les maladies contagieuses, la scarlatine est peut-être celle, où l'hygiène doit jouer le plus grand rôle. Quand elle s'abat sur un milieu pauvre et vivant dans de mauvaises conditions hygiéniques, la thérapeutique devient presque illusoire et les complications sont fréquentes et terribles. Une seule conduite s'impose : enrayer la marche de l'épidémie sans tarder, si l'on ne veut pas voir tous les enfants d'une région, infectés par cette terrible maladie, former des phalanges d'infirmes, source nouvelle de misère dans un milieu social, où le bien-être ne laisse déjà que trop à désirer.

Pendant les grandes vacances de l'année 1903 que nous passions en Bretagne, auprès du Dr Le Foll, notre père, nous avons eu l'occasion d'observer une épidémie de scarlatine dans son entier développement. Frappé par deux faits, d'une part l'impossibilité d'enrayer rapidement une maladie contagieuse qui menaçait d'être terrible, d'autre part l'impuissance à traiter les malades d'une façon logique, nous nous sommes décidé, à présenter en cette thèse inaugurale, quelques considérations, qui pourront peut-être faciliter la tâche de nos confrères de la campagne, en pareille circonstance.

A cette seule fin, nous tâcherons de montrer comment est née cette épidémie de scarlatine, comment elle a évolué et s'est terminée. Nous signalerons les mesures hygiéniques qui ont été prises, et tâcherons d'en tirer tous les enseignements qu'elle contient au point de vue de la prophylaxie de la scarlatine.

PREMIÈRE PARTIE

La Bretagne :

SON HYGIÈNE, SES MŒURS

Pour permettre de suivre l'évolution de l'épidémie de scarlatine que nous rapportons au chapitre suivant, de saisir la valeur des mesures prophylactiques, mises en œuvre, au cours de cette épidémie, et de celles que nous proposons en pareil cas, il est nécessaire de faire connaître la région qui a été le théâtre de cette maladie contagieuse. Répondant à cette nécessité, nous commençons par dire la situation géographique, et la configuration de ce pays : nous montrons comment y sont réparties les habitations, que nous dépeignons un peu ; nous notons quelques traits de l'hygiène des habitants, et de leurs mœurs.

C'est de la Bretagne qu'il est question. Dans la partie ouest du département des Côtes-du-Nord, est situé Belle-Isle-en-Terre, chef-lieu de canton, qui fut le théâtre de notre épidémie. La commune de Belle-Isle-en-Terre est traversée par deux rivières, qui la fertilisent un peu ; mais elle présente surtout les caractères de la Bretagne granitique, pays accidenté et souvent couvert de landes.

La partie de la commune, où est apparue la maladie, est située à trois kilomètres du bourg, sur une colline qui sépare les deux rivières, dont la rencontre a lieu à Belle-Isle. En ce point, les habitations sont isolées, disposition qui est fréquente dans les campagnes, et parfois elles sont séparées par des distances assez considérables. Ainsi, la maison, où est apparu le premier cas, est distante de toutes les autres habitations d'au moins quatre cents mètres. Ce fait mérite d'être retenu, car nous verrons ultérieurement que malgré ce parfait isolement, la scarlatine n'est pas restée localisée.

Ces habitations, comme dans presque toutes les campagnes, ne comprennent généralement qu'un rez-de-chaussée, formant une seule pièce. Elles sont encore souvent recouvertes de chaume et toujours insuffisamment éclairées. Le jour n'y arrive que par de minuscules fenêtres. Ni dallage, ni bitumage ne recouvre le sol à l'intérieur ; la terre battue et mal unie en tient lieu et rend ces habitations froides et humides. Parfois, la toiture forme le plafond de l'unique pièce, aucun plancher bien uni ne forme grenier pour rendre la maison plus habitable.

A toutes ces imperfections s'en ajoute encore une plus considérable, l'exiguité. Le cubage de ces demeures est parfois dérisoire, si l'on songe au nombre de personnes qui y logent. Nous rapportons ultérieurement neuf cas de scarlatine dans la même maison. Les neuf malades habitaient avec leurs parents (au total onze personnes) une maison dont le cubage n'atteint pas soixante mètres cubes. Ce dernier cas constitue l'exception ; il est nécessaire de le connaître, car c'est dans ces conditions, que la prophylaxie devient particulièrement difficile, alors qu'elle serait le plus utile.

En général, l'habitation est insuffisante, surtout en temps d'épidémie, où l'on se trouve dans l'impossibilité d'isoler un contagieux. La conséquence de cette fâcheuse situation, est l'extension de la maladie à toutes les personnes de la maison, qui se trouvent dans un état de réceptivité morbide ; et cette condition doit être souvent réalisée puisque les lois, même élémentaires de l'hygiène, sont négligées.

L'hygiène corporelle est presque nulle ; on semble ignorer l'usage de l'eau. Les enfants, dont les joues sont d'habitude si fraîches ailleurs, sont ici méconnaissables. Mais ce qui est plus grave, l'alimentation est très défectueuse et surtout l'alimentation des enfants nouveau-nés.

Le médecin répète chaque jour, depuis des années, la nécessité de l'alimentation maternelle bien réglée. On ne l'écoute pas. A peine né, l'enfant reçoit des bouillies et des panades. Les cris de douleurs qu'il pousse, étant considérés comme des cris de famine, on le gave encore plus, et le résultat final est le rachitisme.

La même faute est commise lorsqu'ils avancent en âge et la gastro-entérite chronique se prolonge, faisant de ces êtres des enfants chétifs.

Ces enfants mal développés seront une proie facile de la scarlatine, et rien d'étonnant alors, de voir tous les enfants d'une même maison contracter la maladie. La maisonnée devient un foyer épidémique : danger social évident.

Cependant, on peut encore espérer la préservation du pays, ces habitations constituant autant de petits pavillons d'isolement : isolement matériel, nous l'avons vu, et nous ajouterons, d'une façon un peu relative, isolement commercial.

En effet, les cultivateurs vivent confinés et ne fréquentent que peu leurs voisins. Le trafic pourrait les réunir, mais il est peu intense dans ce pays. Il semble donc que la contagion de maison à maison soit difficile, nous avons constaté le fait dans le cours de cette épidémie. Mais survient un décès. Aussitôt la maison infectée devient le lieu de très nombreuses visites, tant de la part des voisins que des personnes habitant au loin. On vient prier devant le mort, exposé dans l'unique pièce où d'autres enfants sont déjà malades. Le germe contagieux est partout dans cette maison, et soit directement, soit indirectement, la contagion s'opère; et la maladie ne tarde pas à éclater dans d'autres habitations, où elle fera les mêmes ravages.

On conviendra qu'un pareil milieu est peu apte à lutter contre la scarlatine. Le nombre des morts, qui est très élevé dans cette épidémie, relativement au nombre des cas, le prouve suffisamment. Par bonheur, une semblable région n'est que peu en relation avec les grands foyers endémiques de scarlatine, et les chances de contagion en sont d'autant diminuées. Le D[r] Le Foll, qui y exerce depuis trente ans, n'avait jamais observé ni entendu parler d'une épidémie de scarlatine dans la région. Mais nous craignons que cette maladie ne soit appelée à devenir plus fréquente, puisque l'on tend à éloigner des grandes villes les enfants et les adultes, qu'une maladie un peu grave a mis dans un état de moindre résistance. On envoie à la campagne les convalescents, pour leur permettre de réparer leur organisme, et réussir à lutter contre les infections, qui guettent toute personne débilitée. Dans la scarlatine, après quarante jours écoulés depuis le début de la maladie, les médecins conseillent l'air de la campagne, et la campagne peut être celle de la Bretagne. Cette façon de faire, sans autre précaution, n'est pas sans danger comme nous allons le voir.

DEUXIÈME PARTIE

Une épidémie de scarlatine en Bretagne.

Nous tâcherons d'abord de montrer l'origine de cette épidémie, puis, chronologiquement, nous suivrons sa marche, en insistant sur les points, qui nous paraissent avoir le plus d'intérêt au point de vue hygiénique. Nous indiquerons les mesures prophylactiques, qui ont été mises en œuvre. Enfin, nous terminerons en expliquant pourquoi une épidémie, qui s'annonçait si terrible, n'a pas eu de conséquences plus fâcheuses.

ÉTIOLOGIE DE L'ÉPIDÉMIE.

Observation I

La jeune L....., âgée de 8 ans, habite à Paris le XIXe arrondissement.

Le 6 juin 1903 au soir, elle se plaint de la gorge.

Le 7 juin, apparaît une éruption avec état général, et le médecin appelé diagnostique une scarlatine.

Durant toute la durée de la desquamation, l'enfant est baignée tous les 2 jours, puis enduite de glycérolé d'amidon.

Pendant la maladie les linges sont désinfectés régulièrement.

Le 16 juillet les étoffes et draperies de l'appartement, tous les vêtements sont désinfectés à l'étuve. Les différentes pièces de l'appartement sont désinfectées au moyen de vaporisations d'une solution de sublimé.

A partir de ce jour, le quarantième depuis le début de la maladie, l'enfant tenue isolée jusqu'alors, peut revoir ses petites amies ; et son frère, que l'on avait éloigné, est ramené dans la famille.

Le 18 juillet cette enfant, dont le début de la scarlatine remonte à 42 jours, accompagnée de sa mère et de son frère, qui a aucun moment, n'a présenté des accidents de ce genre, quitte Paris pour venir passer les vacances à Belle-Isle-en-Terre.

Le 22 juillet à trois kilomètres de Belle-Isle, dans la région, que nous avons décrite au chapitre précédent, apparaît un cas de scarlatine dont voici l'observation.

Observation II

Le jeune X.... âgé de 12 ans, dont les parents sont vivants et bien portants, a toujours joui d'une très bonne santé.

Le 22 juillet 1903, il accuse de l'angine et un malaise général.

Le 23 juillet, l'enfant garde le lit en proie à un léger délire.

Nous voyons ce malade pour la première fois, le 26. Il présente une rougeur généralisée à tout le corps, sans un morceau de peau saine. La couleur des téguments est rouge écarlate. La main appliquée sur le corps est désagréablement impressionnée par le brûlant de la peau et y laisse une empreinte blanche. On cherche attentivement la miliaire et on ne la constate pas. La déglutition est douloureuse et le malade ouvre difficilement la bouche. On remarque une rougeur diffuse occupant les piliers et le pharynx. Les amygdales augmentées de volume sont rouges et présentent quelques points blancs.

La langue, recouverte d'un enduit gris au centre, est rouge sur les bords.

Aux deux angles du maxillaire inférieur, on perçoit des ganglions tuméfiés et très douloureux à la pression.

Le malade présente de la diarrhée et délire un peu.

La température est à 40° et les urines contiennent un peu d'albumine.

Le 28 juillet, l'éruption a un peu pâli ; mais les lèvres sont devenues fuligineuses. L'examen de la gorge est rendu impossible par le trismus. Le délire s'est accentué et les convulsions sont généralisées.

Le 31 juillet, le malade meurt dans le coma. Ce même jour, nous voyons les frères et sœurs du précédent, atteints de la même maladie. D'après les parents, ils seraient malades depuis le 29, avec angine, malaise général et vomissements.

De prime abord, ces faits ne paraissent pas impliquer que le premier cas est la cause du second, cela est indéniable ;

et cependant grâce à un ensemble de détails, il sera possible de montrer que là est probablement l'origine de cette épidémie.

Lorsque le 26 juillet, nous nous sommes trouvé en présence de ce cas de scarlatine, notre étonnement a été grand, car aucune épidémie de scarlatine n'était signalée dans la région. Dès ce moment, nous avons fait des recherches pour en trouver l'origine.

Aujourd'hui, presque tout le monde est d'accord sur ce fait que : « Toute scarlatine naît d'une scarlatine directement ou indirectement » (1). Nous avions beau scruter l'horizon aucun cas de scarlatine ne venait à notre connaissance qui pût confirmer cette proposition. Dans ces cas, il faut savoir « qu'il est souvent difficile, impossible même, surtout dans les grandes villes où la scarlatine est endémique de remonter à l'origine de la contagion » (2). Mais avant d'accepter cette dernière opinion, il fallait examiner les différentes hypothèses que l'on a faites sur l'origine de la scarlatine.

L'absence d'épizootie permettait d'éliminer d'emblée l'origine animale. Voici, du reste, ce que l'on trouve écrit sur ce sujet : « Dans ces dernières années, on a cherché à démontrer l'origine animale de la scarlatine, qui appartiendrait en propre à l'espèce bovidée (Klein Power). Les recherches ultérieures de Crookshank ont démontré qu'il s'agissait d'une fausse interprétation » (3).

Fallait-il davantage se rattacher à l'origine autogène. Il est

(1) Moizard. Article scarlatine. Traité des maladies des enfants.
(2) Id.
(3) Guinon. Article scarlatine. Traité de médecine. Charcot, Bouchard, Brissaud.

écrit : « On pourrait à la rigueur se demander encore, si les parasites des fièvres éruptives, ne se trouvent pas sur le corps des individus normaux. Car, dans un grand nombre de cas, l'enquête la plus minutieuse ne peut révéler le mode de contamination » (1).

Notre perplexité était grande sur l'origine de cette épidémie, lorsque, quelques semaines plus tard, nous apprenions, d'une façon peu prévue, la présence à Belle-Isle-en-Terre de la petite fille, qui est le sujet de la première observation. Rapprochons les dates et serrons les faits d'un peu près.

Le 18 juillet 1903, l'enfant de la première observation était en convalescence d'une scarlatine, dont le début remontait à 42 jours.

Les prescriptions sanitaires imposent un isolement minimum de 40 jours ; il avait été fort bien observé et la désinfection avait été faite selon les règlements. Mais il est amplement démontré aujourd'hui, que la scarlatine peut être contagieuse bien au-delà de 40 jours. On cite des cas de contagion après 2 mois, 2 mois et demi et même 3 mois, alors même que la désinfection a été faite régulièrement (2). Cette enfant pouvait donc être encore contagieuse.

A côté de ce fait se trouve un second dont l'importance n'est pas moindre. Le premier cas de scarlatine que nous ayons observé, (celui de l'observation II) est apparu quatre jours après l'arrivée à Belle-Isle de l'enfant de l'observation I. La durée moyenne de l'incubation est de 4 à 5 jours ; mais on signale beaucoup de cas dans lesquels l'incubation a été

(1) Roger, maladies infectieuses. Page 97.
(2) Borel. Thèse de Paris 1897. Scarlatine durée de la contagiosité.

beaucoup plus courte : le cas de Trousseau 24 heures, celui de Sevestre douze heures, celui de Thomas sept heures.

En admettant d'une part une contagiosité prolongée et d'autre part une durée d'incubation raccourcie, il serait évident que la contagion s'est ainsi faite, s'il était à notre connaissance que les deux enfants se sont trouvés, dans le même appartement, ou en contact pendant un temps suffisamment prolongé, dans l'intervalle compris entre le 18 et le 22 juillet. Mais c'est ce que nous n'avons pas pu savoir, et nous sommes réduit à conjecturer, que la contagion s'est opérée de la petite fille au petit garçon directement ou indirectement, conjecture dont la valeur du reste frise à l'évidence, quand on connaît les faits suivants.

La petite L... de l'observation I passa les premiers jours qui suivirent son arrivée à Belle-Isle, dans une maison située de telle façon, que le petit garçon, soit en allant à l'école soit en retournant à la maison, put se trouver en contact avec elle. Si cette contagion immédiate ne s'est pas produite, on peut admettre que des intermédiaires ont pu, par leurs vêtements, ou par d'autres objets, transporter les germes que recélait encore la petite fille. En effet, durant ces premiers jours, le 18, 19, 20 et 21 juillet, il y avait des fêtes à Belle-Isle. Les parents du petit X... de l'observation II ne manquèrent pas d'y venir. Ils vinrent plusieurs fois à Belle-Isle, et eurent l'occasion de pénétrer dans la maison, qu'habitait la petite fille, puisque on y vend des sabots et de la mercerie.

Les faits signalés par les auteurs sur la grande durée de la contagiosité de la scarlatine et la brièveté de son incubation, la possibilité de la contagion suffisamment prouvée, nous permettent, croyons-nous, d'établir entre ces deux cas une relation de cause à effet suffisamment probable, pour autoriser les conclusions prophylactiques que nous en tirerons ultérieurement.

Le but pratique que nous atteindrons autorisait, semble-t-il, une étude étiologique minutieuse ; nous devions encore la présenter dans tous ses détails, pour permettre de mieux saisir l'ensemble de cette épidémie, dont la propagation a aussi son originalité et mérite que nous nous y arrêtions d'une façon particulière.

EXTENSION DE L'ÉPIDÉMIE

Nous avons vu que le 31 juillet 1903, il y avait à 3 kilomètres de Belle-Isle-en-Terre, dans une ferme isolée de toutes les autres habitations et construite sur le type décrit au chapitre précédent, trois enfants atteints de la scarlatine, et un quatrième mort, dans la matinée, de la même maladie. Le frère aîné de ces scarlatineux avait accusé la veille un léger mal de gorge ; mais ne présentait plus rien ce jour-là. Le père et la mère se portaient bien. Le mort était exposé au milieu de l'unique pièce. Entre la porte et le cadavre, dans un lit-cage, étaient couchés deux enfants en pleine éruption scarlatineuse. On ne dérogea pas ce jour, à la coutume, qui veut que l'on aille prier devant les morts avant leur mise au cercueil. Cependant l'affluence de personnes fut moins grande.

Connaissant cette coutume, et la craignant comme un excellent moyen de propagation, nous répandîmes que cette maladie, inconnue dans le pays, et contre laquelle, par conséquent, on était sans méfiance, avait la contagiosité de la variole (terreur à juste titre de ces gens) et sa gravité. Nous insistâmes sur le danger qu'il y avait à pénétrer dans cette maison et sur l'impérieuse nécessité de l'interdire aux enfants.

On tint beaucoup compte de cette recommandation et elle eut de bons résultats.

En effet un grand nombre de camarades de classe de X... (observation II) assistèrent à l'enterrement, mais n'approchèrent d'aucune façon la maison. Ultérieurement aucun cas de scarlatine ne se produisit parmi eux, et on évita ainsi une diffusion, qui aurait pu être rapide.

Les enfants, en général, furent systématiquement éloignés.

Malgré que les visites à la maison mortuaire fussent peu nombreuses, il y en eût encore trop ; puisque nous allons voir la maladie naître en deux endroits, à peu près en même temps et y créer deux nouveaux foyers.

La transmission de la scarlatine ne semble pas s'être opérée de la même façon dans les deux cas ; dans le premier, elle s'est faite directement et dans le second indirectemement.

Propagation par contagion directe.

J. M. Q..., âgée de 17 ans, a toujours joui d'une excellente santé et est très robuste.

Le 31 juillet au soir, elle va prier devant le cadavre de l'enfant qui est le sujet de l'observation II. Elle ne reste que peu de temps dans la maison.

Le 2 août elle se plaint de la gorge et d'un malaise général.

Le 3 août elle garde le lit.

Jusqu'au 5 août, elle reste dans la ferme, où elle était domestique. Dans cette maison, distante de 500 mètres du foyer épidémique, il y avait plusieurs enfants en bas-âge. Malgré la présence de la jeune fille pendant trois jours, pas un des enfants ne prit la scarlatine.

Le 5 août, notre malade est transportée au domicile de ses parents. C'est là que nous la voyons pour la première fois, présentant une scarlatine avec état général grave.

Nous sommes, avec cette malade, dans la hutte recouverte de chaume, dont on sait l'exiguité. Cette demeure abritait 11 habitants : les parents et 9 enfants. Le nombre des lits est si restreint, que nous avons vu quatre scarlatineux couchés dans le même.

La contagion fut rapide et les huit frères et sœurs de la malade prirent tous la scarlatine.

Chez les uns la maladie fut grave, chez les autres elle fut bénigne. Tous eurent des complications, dont quelques-unes assez sérieuses : angines à fausses membranes sans diphtérie, otites, paralysie faciale, néphrites. Cette dernière nous a valu une observation que nous allons rapporter entièrement, pour montrer le danger de la scarlatine dans un pareil milieu, même quand elle n'agit que par ses complications.

Observation.

Q. E., âgé de 11 ans, présente, le 5 août, une angine tonsillaire érythémateuse, des vomissements et une température de 40°.

Nous cherchons bien l'éruption ce jour et les suivants et ne la constatons à aucun moment.

Le 9 août le malade commence à manger malgré l'avis du médecin. Il se lève et sort se promener, toujours de son plein gré ; puis les jours suivants continue cette même façon d'agir.

Le 26 août on constate de l'œdème des paupières et des membres inférieurs, et l'on trouve une grande quantité d'albumine dans les urines.

Le régime lacté exclusif et le repos au lit sont ordonnés immédiatement, avec recommandation de ne pas se refroidir. Rien de cela n'est fait, le malade continue de se promener et mange comme d'habitude.

Le 2 septembre il est pris de délire, de dyspnée et présente quelques convulsions.

Le 4 septembre il meurt dans le coma.

Propagation par contagion indirecte

Le 6 août, à 200 mètres du foyer primitif, apparaît dans une maison isolée un nouveau cas de scarlatine.

L. F., fillette âgée de 5 ans, n'a été nullement en contact avec les malades, atteints les premiers de la scarlatine.

Mais sa mère et sa tante ont été plusieurs fois dans la maison où était exposé le mort. Elles ont du véhiculer le germe et contaminer l'enfant, qui, six jours après, présentait tous les signes de l'invasion de la scarlatine.

L'éruption apparut le lendemain.

La desquamation commençait à se faire le 13 août, lorsque nous la vîmes pour la première fois. Ce cas nous aurait complètement échappé, si nous n'avions été demandé pour visiter son frère, âgé de deux ans, qui lorsque nous le vîmes avait une superbe éruption rouge écarlate et une température de 42°, et qui mourut deux heures après notre passage.

Pour tous les cas qui suivent, il nous a été impossible de savoir comment la contagion s'était faite. Aussi allons-nous les signaler dans l'ordre chronologique de leur apparition.

Le 9 septembre nous observons à Belle-Isle une scarlatine à forme ataxo-adynamique qui emporte le malade en 48 heures. Son frère avait eu quelques jours auparavant une angine sans éruption.

Le 15 septembre, B. V. âgée de 7 ans meurt de la scarlatine.

Le 17 septembre, une jeune fille, âgée de 16 ans, a la scarlatine. Quelques semaines après, sa sœur est atteinte de la même maladie.

Le 19 septembre, nous voyons M. O... âgée de 3 ans qui présente une éruption type avec angine intense et meurt quelques jours après.

Dans cette maison, trois frères et sœurs avaient eu la scarlatine.

En résumé nous avons observé 22 cas de scarlatine pendant les mois d'août et de septembre dont cinq mortels ; mais par l'étude de ces observations, nous voyons que dans plusieurs cas, la scarlatine avait terminé ses ravages, quand nous en avons eu connaissance.

Le médecin était demandé à l'occasion d'un cas mortel, qui effrayait les parents et alors il constatait que tous les enfants de la maison avaient eu la scarlatine et se trouvaient souvent en pleine desquamation. Ces cas ignorés n'avaient pas été et ne furent l'objet d'aucun soin. Plus facilement que d'autres, ils se sont compliqués et les complications ont été d'autant plus terribles qu'elles ont été encore négligées.

Nous avons des raisons de croire que ces cas ont été nombreux et s'ils n'ont pas augmenté immédiatement notre statistique de décès, pendant longtemps, dans cette région, la scarlatine jouera un rôle étiologique sérieux dans l'apparition de beaucoup d'affections.

En présence d'un pareil tableau, bien ironique serait la phrase célèbre de Sydenham. « *Hoc morbi nomen, vix enim altius assurgit* ». Nous devons considérer la scarlatine comme une maladie terrible à la campagne, sinon par sa virulence, toujours par ses complications.

Il est donc du devoir des médecins et des autorités municipales, de faire leur possible d'une part pour éviter la contagion, d'autre part pour enrayer la marche de l'épidémie.

Au cours de cette épidémie on a utilisé, d'une façon judicieuse, le peu de moyens dont on disposait. Par l'empressement que chacun a mis à faire son devoir, il est visible que l'on désire appliquer la nouvelle loi sanitaire. Stimulé par ce premier exemple, nous voudrions, en conservant les moyens dont l'efficacité est apparue au cours de cette épidémie, montrer ce qui manquait à cette prophylaxie et indiquer dans un chapitre ultérieur quelques mesures sanitaires, utiles à la prophylaxie de la scarlatine dans les campagnes. Pour atteindre ce but rappelons la prophylaxie qui a été mise en œuvre au cours de cette épidémie.

PROPHYLAXIE DE L'ÉPIDÉMIE

L'épidémie apparut le 22 juillet 1903, nous savons dans quelle région et comment.

On sait que la première mesure à prendre vis-à-vis du scarlatineux est de l'isoler.

L'isolement n'a pas été fait, parce qu'il était totalement impossible, du moins, comme on a l'habitude de le pratiquer, dans les maisons à pièces multiples.

On pouvait songer à éloigner les frères et sœurs du malade. Cela n'était pas sans danger, car ils pouvaient déjà incuber la scarlatine et servir de moyens de propagation.

Quant au malade, on ne pouvait pas le conduire à l'hôpital de l'arrondissement situé à 20 kilomètres, à défaut de bons moyens de transport.

On a conseillé en pareil cas de transformer en véritable pavillon d'isolement une maison inoccupée. Ce procédé, excellent peut-être en d'autres circonstances, était pratiquement inapplicable. Aucune maison d'abord ne répondait aux desiderata, ensuite il aurait été impossible de trouver un personnel capable de bien diriger cette maison.

Nous étions donc en présence du premier cas de scarlatine, avec un diagnostic ferme, et il nous était impossible d'éviter la contagion aux autres enfants de la maison. Il leur fallait prendre la scarlatine bénigne ou grave ; puisqu'ils allaient vivre pendant des semaines en plein foyer contagieux.

Mais ce que l'on devait essayer de faire, c'était de localiser la maladie à cette demeure, d'en faire en quelque sorte une épidémie de maison. On le tenta en éloignant les voisins par la crainte : nous avons montré comment ce procédé agissait et indiqué les bons résultats, qu'on en a obtenus. Il était inutile d'interdire l'école aux enfants, puisqu'ils étaient en vacances. On conseilla de faire bouillir le linge avant de le laver ; on évitait ainsi la contamination, qui pouvait se faire au lavoir, commun dans les campagnes à plusieurs maisons.

L'isolement matériel des habitations semblait être le moyen le plus efficace pour enrayer l'épidemie.

Cet ensemble de conditions et de mesures semblait suffire à la situation présente ; c'est pourquoi la déclaration, qui fut faite le 6 août à la sous-préfecture, signalait 5 cas de scarlatine en mentionnant qu'aucune dispositon n'était à prendre.

Le 16 septembre, l'épidémie menaçait d'envahir l'agglomération et une désinfection des maisons qui avaient été des foyers d'èpidémie s'imposait pour supprimer le danger ; les autorités municipales n'avaient à leur disposition aucun des moyens efficaces que nécessitait cette situation. On fit alors appel au service départemental d'hygiène.

Dans une déclaration que l'on fit à la sous-préfecture, l'état sanitaire fut mentionné et l'on demanda des mesures prophylactiques efficaces.

Le 18 septembre, le médecin des épidémies se rendit à Belle-Isle-en-Terre et ordonna les mesures prophylactiques suivantes :

1° Toute maison suspecte sera consignée jusqu'après désinfection. Le maire ou ses délégués veilleront avec soin à l'exécution de ces prescriptions.

2° Les linges et objets de literie, ayant servi aux malades, devront être bouillis dans la maison avant d'être portés au lavoir public.

3° La désinfection, qui suivra le plus tôt possible l'issue de la maladie, se pratiquera à l'aide de fumigators (préparation au formol qui se trouve actuellement dans le commerce et dont l'efficacité est réelle). Pendant le dégagement des vapeurs de formol, les fentes des fenêtres et des portes seront tenues bien closes à l'aide de papier collé.

4° A la fin de la maladie, tout sujet atteint sera vigoureusement lotionné de la tête aux pieds avec une solution de sublimé au millième. A cet effet, les pharmaciens pourront délivrer des paquets, composés de un gramme de sublimé corrosif et cinq grammes d'acide tartrique, le tout coloré au bleu de méthylène. Chaque paquet sera dissous dans un litre d'eau chaude au moment de s'en servir.

5° Tout scarlatineux sera tenu éloigné de l'école, pendant quarante jours. Il n'y sera admis qu'avec un certificat médical, spécifiant que tout danger probable de contagion a disparu.

6° Enfin, en cas de décès, le cercueil sera rempli de sciure de bois imprégnée d'acide phénique (solution au dixième).

Cette instruction, qui est telle, parce que le comité d'hygiène départemental n'a jamais recherché une prophylaxie rurale efficace, va subir le reproche que nous faisions déjà prévoir dans notre introduction, de s'appliquer mal et insuffisamment à une épidémie de scarlatine, dont l'évolution se faisait d'une façon si particulière, et qui avait pour théâtre pareille région. Les mesures sanitaires, proposées aux autorités municipales, étaient presque toutes inapplicables ou insuffisantes. Malgré leur bonne volonté, ces autorités ont dû ne pas tenir compte de plusieurs mesures, tenter d'appliquer les autres, mais de façon telle, que leur efficacité était bien douteuse.

La première mesure sanitaire indiquée dans cette instruction ne pouvait pas être réalisée. Consigner une maison d'une façon effective était bien malaisé, durant deux mois : la police de l'endroit ne pouvait y suffire.

La désinfection des linges, des objets de literie et des maisons, qui est le point capital d'une bonne prophylaxie, a été faite ; il est intéressant, de savoir comment.

La désinfection des linges et objets de literie a été confiée au cultivateur. Celui-ci a peut-être fait bouillir les linges. Quant aux vêtements et objets de literie il s'en est bien gardé et avec juste raison. En effet, pouvait-il s'en priver pendant plusieurs jours ? Sa garde-robe est bien restreinte, ses objets de literie sont au minimum. Il accepterait, et on ne doit lui imposer que le minimum d'ennuis, le temps que dure une désinfection par l'étuve, c'est-à-dire quelques heures ; et il refusera de faire bouillir des vêtements et des couvertures dont il aura besoin dès le soir, dès le lendemain, et qu'il faudra essorer pendant plusieurs jours.

Les maisons furent désinfectées au formol. Quand ce produit chimique est répandu dans les appartements à l'aide d'appareils perfectionnés sous une forte pression, ce désinfectant est excellent, mais encore il n'agit qu'en surface. Au cours de cette épidémie, on s'est servi du trioxyméthylène qui, en se dépolymérisant sous l'action de la chaleur, émet des vapeurs de formol. A la rigueur, ce procédé suffirait dans les campagnes. Mais il faudrait, pour qu'il fût efficace, répandre une quantité de vapeurs en rapport avec le cubage de la pièce. Dans le cas particulier on n'en tint pas compte.

En outre, la durée de contact des vapeurs fut très réduite. En somme, cette désinfection était faite dans des conditions telles qu'elle ne pouvait pas être efficace.

Les lotions corporelles laissées aux soins des parents ne furent pas faites.

La seule mesure efficace qui fut prise, consista dans l'éloignement de l'école, jusqu'au 1er novembre de tous les scarlatineux.

En résumé, cette prophylaxie atteignit peu les germes de la scarlatine.

Cependant, l'épidémie s'éteignit au commencement d'octobre ; mais nous ne croyons pas que l'on doive attribuer ce résultat aux mesures sanitaires qui ont été mises en œuvre. Nous penserions plutôt, que la population, comprenant de plus en plus la nécessité d'éviter les scarlatineux, et de ne pas pénétrer dans leur demeure, courait moins le risque d'être contaminée. Vers la fin de septembre, cette mise à l'index était vraiment manifeste.

Nous ne pouvons mieux confirmer cette manière de voir, qu'en rapportant le résultat d'un isolement de ce genre, nécessité par les circonstances. Deux maisons, ayant un pignon mitoyen, donnaient sur la même cour et étaient isolées au milieu de la campagne. Dans l'une de ces deux habitations, il y eut deux cas de scarlatine. Les enfants de l'autre maison, dont les parents étaient en mauvais termes avec les voisins, et ne permettaient aucune relation entre les deux maisons, ne prirent pas la maladie.

Nous avons vu l'origine d'une épidémie de scarlatine à la campagne, son évolution, sa terminaison. Nous connaissons les moyens prophylactiques dont dispose un service départemental d'hygiène. A l'occasion de ces faits, nous voudrions indiquer quelques mesures sanitaires, utiles à la prophylaxie de la scarlatine dans les campagnes.

TROISIÈME PARTIE

Etude de quelques mesures sanitaires et procédés de désinfection utiles à la prophylaxie de la scarlatine à la campagne.

Avant d'entreprendre cette étude, il est entendu que la question d'économie ne guidera pas notre choix. Nous avons amplement démontré que la campagne, plus que la ville, a besoin d'être protégée contre la scarlatine. Il va sans dire que les procédés les plus parfaits et en même temps les plus pratiques pour la région devront être utilisés.

DES MESURES PROPHYLACTIQUES

L'étiologie de cette épidémie nous permet de proposer deux mesures prophylactiques.

La première a trait à la durée de l'isolement dans la scarlatine.

Plusieurs auteurs, Proust, Moizard, etc., ont déjà signalé l'insuffisance de la durée de l'isolement. Proust, dans son *Traité d'hygiène*, demande un isolement de cinquante jours pour les scarlatineux, et de 3 mois, pour ceux, qui présentent une complication, comme otite ou suppuration nasale. Nous venons appuyer cette façon de voir d'un nouvel exemple, qui montre une scarlatine, après quarante jours d'isolement, être l'origine d'une épidémie.

La deuxième mesure prophylactique aurait pour but de protéger les campagnes contre la scarlatine. Beaucoup de grandes villes sont des foyers endémiques de scarlatine. C'est d'elles presque uniquement que la campagne peut recevoir la maladie. Pour éviter cette contagion, il devrait être interdit à tout convalescent de la scarlatine de se rendre à la campagne, avant un délai de trois mois écoulé depuis le début de la maladie.

Malgré ces précautions, un cas de scarlatine apparaît à la campagne : que doit-on faire ?

L'isolement individuel est impossible dans ce milieu. Nous l'avons suffisamment démontré pour ne plus y revenir.

En conséquence, il faut admettre que la scarlatine atteindra toutes les personnes d'une maison, qui sont en état de réceptivité morbide.

La prophylaxie ne doit intervenir que pour tâcher de localiser la scarlatine à une seule maison. Les habitations, par leur isolement, font en partie atteindre ce but ; mais ce qui est plus difficile, c'est d'interrompre les relations entre les habitants. Au cours de cette épidémie, on a proposé de consigner les maisons suspectes. Théoriquement, le procédé est excellent ; mais nous ne concevons pas, comment on pourrait mettre en pratique, une pareille mesure, pendant au moins 40 jours.

Au contraire, on a obtenu quelques résultats en faisant comprendre à ces cultivateurs la contagiosité de la scarlatine. La crainte de contracter une maladie, dont on leur faisait un tableau un peu sombre, les a tenus à distance plus que n'aurait pu le faire un arrêté municipal. Le médecin dorénavant, en présence d'un cas de scarlatine à la campagne, pourra immédiatement tâcher de rendre cette maladie, à l'égal de la variole et du choléra, la terreur de ces gens.

Cette mesure est suffisante s'il ne se produit pas de décès et tant que les scarlatineux gardent le lit.

En cas de décès, il est nécessaire de consigner la maison d'une façon effective tant que le cadavre est exposé. Pour atteindre ce résultat, il faudra utiliser la police et ne permettre l'entrée de la maison qu'aux personnes indispensables.

Quand les scarlatineux sont en convalescence, il faudra leur défendre de quitter la maison durant tout le temps de l'isolement et jusqu'à désinfection.

Procédés de désinfection

La désinfection pourrait être opérée de la façon suivante :

Pendant toute la durée de l'isolement, la désinfection se réduirait à très peu de chose. Il suffirait de faire bouillir les linges avant de les laver.

A la fin de l'isolement, au bout de 50 jours dans les cas simples et de 3 mois dans les cas compliqués, nous proposons de procéder à une désinfection complète comme il suit.

Cette désinfection, aux termes de l'article 7 de la loi du 15 février 1902, doit être mise à exécution dans les communes de moins de 20.000 habitants par les soins d'un service départemental.

Ce service départemental sera unique ou fractionné en autant de services qu'il y a d'arrondissements. Chaque service aura son personnel habitué à la désinfection ; il sera muni d'une étuve à désinfection. Le modèle de Geneste et Herscher à vapeur dormante sous pression, monté sur roues, est l'idéal. Il possédera en outre, si c'est possible, un autoclave Trillat pour vaporiser le formol sous-pression, appareil qui permet, en très peu d'heures, de désinfecter une maison d'une façon parfaite au point de vue microbien.

A défaut de cet appareil, le service aura à sa disposition des cartouches chargées de trioxyméthylène (substance cristalline qui est un polymère du formol) qu'un manchon de nitrate de potasse et de bois de cèdre en brûlant, transforme par la chaleur en formol. Chaque cartouche peut désinfecter 10 mètres cubes.

Au jour fixé pour la désinfection, le personnel avec son matériel se rendra auprès de la maison contaminée et procédera à une bonne désinfection.

Ce service assurément ne chômerait pas, car ce n'est pas uniquement dans la scarlatine qu'il est nécessaire de désinfecter. Il y a treize maladies qui sont inscrites dans le texte de la nouvelle loi et pour lesquelles la désinfection est obligatoire. Et alors le médecin, sachant que la déclaration imposée par la loi n'est plus une vaine formalité, s'y conformerait avec d'autant plus d'empressement, qu'il s'est rapidement persuadé que l'hygiène, plus que la thérapeutique, est capable d'assurer la santé publique, dont il est le principal gardien.

CONCLUSIONS

1° Dans la scarlatine, la durée de l'isolement est insuffisante; nous demandons après Proust et Moizard, qu'il dure 50 jours dans les cas simples, et 3 mois dans les cas compliqués.

2° Nous voudrions qu'il fût interdit aux convalescents de la scarlatine habitant une ville, de se rendre à la campagne, avant qu'un délai de 3 mois se soit écoulé depuis le début de la maladie.

3° Dans les campagnes, l'isolement individuel est impossible.

Nous proposons :

4° De pratiquer l'isolement des maisons, en les mettant à l'index.

5° En cas de décès d'interdire d'une façon efficace l'entrée de la maison.

6° De ne pas permettre à un scarlatineux de sortir de la maison avant que la désinfection soit faite :

Nous demandons avant toute chose.

A. — Que les vêtements, les couvertures et les linges soient désinfectés par le personnel du service départemental, à l'aide d'une étuve locomobile.

B. — Que ce même personnel désinfecte les maisons contaminées avec du formol.

BIBLIOGRAPHIE.

TROUSSEAU. — Clinique sur la scarlatine. *Cliniques médicales*.

WURTZ. — Article scarlatine. *Traité de médecine et de thérapeutique*, Brouardel Gilbert.

SANNÉ. — Etiologie de la scarlatine. *Dictionnaire encyclopédique des sciences médicales*. Dechambre.

MOIZARD. — Scarlatine, étiologie. *Traité des maladies des enfants*. Grancher Comby.

GUINON. — Scarlatine. *Traité de médecine*, Charcot, Bouchard, Brissaud.

DIEULAFOY. — Scarlatine, *Manuel de pathologie. Interne*.

ROGER. — *Les maladies infectieuses*, page 97.

ARNOULD. — Chapitre de la désinfection. Nouveaux éléments d'hygiène.

LANGLOIS. — Loi sanitaire française du 15 février 1902. *Précis d'hygiène publique et privée*.

PROUST. — Hygiène publique. *Traité d'hygiène* 1904.

GUIRAUD. — Prophylaxie des maladies transmissibles. *Manuel pratique d'hygiène à l'usage des médecins et des étudiants*, 1904.

TABLE DES MATIÈRES

Paris. — Imprimerie de l'Institut de Bibliographie. — III-1904. — N° 1459.

www.ingramcontent.com/pod-product-compliance
Ingram Content Group UK Ltd.
Pitfield, Milton Keynes, MK11 3LW, UK
UKHW012111240726
13965UKWH00004B/1704

9 782013 048170